BEI GRIN MACHT SICH IHR
WISSEN BEZAHLT

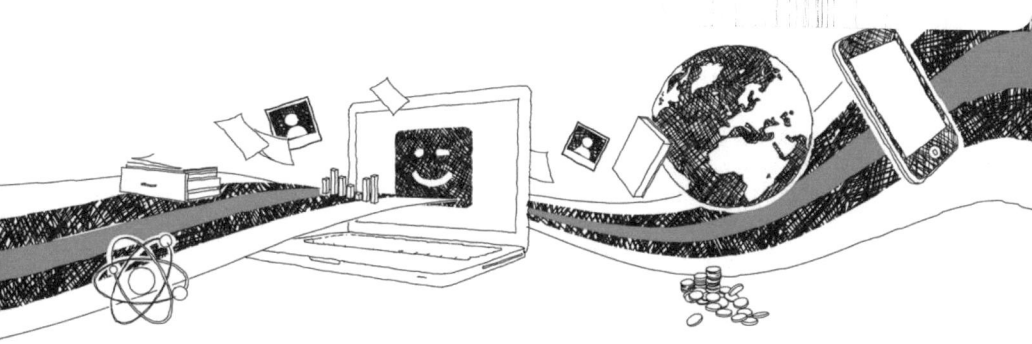

- Wir veröffentlichen Ihre Hausarbeit,
  Bachelor- und Masterarbeit

- Ihr eigenes eBook und Buch -
  weltweit in allen wichtigen Shops

- Verdienen Sie an jedem Verkauf

Jetzt bei www.GRIN.com hochladen
und kostenlos publizieren

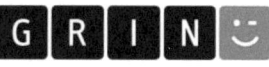

Organisation und Führung. Kritik konstruktiv formulieren als Führungskraft in der Pflege

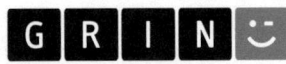

Bibliografische Information der Deutschen Nationalbibliothek:

Die Deutsche Nationalbibliothek verzeichnet diese Publikation in der Deutschen Nationalbibliografie; detaillierte bibliografische Daten sind im Internet über http://dnb.d-nb.de abrufbar.

ISBN: 9783346951793
Dieses Buch ist auch als E-Book erhältlich.

Druck und Bindung: Books on Demand GmbH, Norderstedt Germany
Gedruckt auf säurefreiem Papier aus verantwortungsvollen Quellen

Das vorliegende Werk wurde sorgfältig erarbeitet. Dennoch übernehmen Autoren und Verlag für die Richtigkeit von Angaben, Hinweisen, Links und Ratschlägen sowie eventuelle Druckfehler keine Haftung.

Das Buch bei GRIN: https://www.grin.com/document/1402581

F & U Rhein-Main Neckar gGmbh
AK WISO, Mittermeierstraße 31, 69115 Heidelberg

Hausarbeit zum Thema:

Kritik konstruktiv formulieren

Abgabedatum: 25.09.2023

Modul: Kommunikation als Führungsaufgabe

Inhaltsverzeichnis

Begriffserklärung

Begriffserklärung

Konstruktiv = (1) auf die Konstruktion bezogen

(2) eine förderliche, positive Haltung, aufbauend

Konstruktive Kritik = (2) ein konstruktiver Beitrag, der Verbesserungsmöglichkeiten/Ideen, Vorschläge, Bemühungen aufzeigt.

Destruktiv = zerstörend, zersetzend, abbauend

Destruktive Kritik = vernichtender, erniedrigender, zerstörender Beitrag

Einleitung

In der heutigen Arbeitswelt ist konstruktive Kritik ein unverzichtbares Werkzeug für Führungskräfte, um das Potenzial ihrer Mitarbeiter*innen zu entfalten und die Leistung des Teams zu steigern. Doch wie können wir Kritik auf eine Weise formulieren, die nicht nur effektiv ist, sondern auch die Motivation und das Selbstvertrauen unserer Mitarbeiter*innen stärkt?

Diese Frage ist von großer Bedeutung, denn eine falsch formulierte Kritik kann demotivierend wirken und zu Konflikten führen. Konstruktive Kritik hingegen ermöglicht es uns, Verbesserungspotenziale aufzuzeigen, ohne dabei die Beziehung zu unseren Mitarbeiter*innen zu belasten.

In dieser Arbeit werden wir uns mit den Grundprinzipien der konstruktiven Kritik auseinandersetzen und mit einem Fallbeispiel darstellen, wie man Kritik auf eine Weise formuliert, die Verständnis, Lernbereitschaft und persönliches Wachstum fördert.

Wir werden herausfinden, wie wir Kritik klar und präzise formulieren können, um Missverständnisse zu vermeiden und den Fokus auf die Verbesserung zu legen. Zudem werden wir uns mit dem wichtigen Aspekt der Empathie auseinandersetzen und lernen, wie wir die individuellen Bedürfnisse und Persönlichkeiten unserer Mitarbeiter*innen berücksichtigen können.

Lasst uns also gemeinsam in die Welt der konstruktiven Kritik eintauchen und herausfinden, wie wir als Führungskräfte unsere Mitarbeiter*innen unterstützen können, um ihr volles Potenzial zu entfalten und gemeinsam erfolgreich sein.

Mein Text ist gegendert, sollte ich etwas übersehen oder vergessen haben zu gendern, war dies keine Absicht.

1. Was ist konstruktive Kritik?

Konstruktive Kritik ist eine Form der Rückmeldung oder Beurteilung, die darauf abzielt, Verhalten, Leistung oder Ergebnisse auf eine positive und hilfreiche Weise zu verbessern. Im Gegensatz zu destruktiver Kritik, die oft negativ, demütigend oder verletzend ist, ist konstruktive Kritik darauf ausgerichtet, Verbesserungen herbeizuführen, ohne die Person emotional zu verletzen oder zu demoralisieren.

Konstruktive Kritik betont das Positive und legt den Fokus auf mögliche Lösungen und Verbesserungen. Sie ist ermutigend und motivierend. Statt vage oder verallgemeinernd zu sein, ist konstruktive Kritik spezifisch und konkret. Sie benennt klare Beispiele oder Situationen, auf die sie sich bezieht.

Konstruktive Kritik wird respektvoll und höflich formuliert. Sie vermeidet herabsetzende oder abwertende Bemerkungen über die Person. Sie ist auf die Zukunft ausgerichtet und zielt da-rauf ab, Veränderungen und Verbesserungen in zukünftigem Verhalten oder in zukünftigen Ergebnissen herbeizuführen.

Konstruktive Kritik bietet Unterstützung und Hilfe an, um die Probleme oder Mängel anzugehen. Sie kann Lösungsvorschläge oder Ratschläge enthalten. Sie zeigt Empathie für die Sichtweise und Gefühle der betroffenen Person. Sie versucht, die Perspektive des anderen zu verstehen. Konstruktive Kritik beinhaltet in der Regel einen offenen Dialog zwischen dem Feedbackgeber und dem Empfänger. Es ist eine zweigleisige Kommunikation, bei der beide Seiten aktiv zuhören und sprechen.

Sie hat klare Ziele, die erreicht werden sollen. Diese Ziele können die Verbesserung der Leistung, die Lösung eines Problems oder die Erreichung eines bestimmten Ergebnisses sein. Konstruktive Kritik wird in geeigneten Situationen und in angemessener Weise geäußert. Sie wählt den richtigen Zeitpunkt und Ort, um die Kritik anzusprechen. Sie bietet Feedback in einer ausgewogenen Menge. Es ist weder übermäßig kritisch noch zu nachsichtig.

Für mich als Führungskraft bedeutet das, Offenheit und Vertrauen seinen Mitarbeiter*innen gegenüber zu zeigen, somit schaffe ich eine Basis ohne das der/die Mitarbeiter*in Angst vor einem Gespräch haben muss.

1.1. Vorteile konstruktiver Kritik

Konstruktive Kritik hat viele Vorteile, sowohl im persönlichen als auch im beruflichen Kontext. Hier sind einige der wichtigsten Vorteile:

Verbesserung der Leistung: Konstruktive Kritik ermöglicht es Schwächen zu erkennen und gezielt daran zu arbeiten. Konkrete Rückmeldungen können die Fähigkeiten und Leistungen verbessern.

Förderung des Lernens und Wachstums: Durch konstruktive Kritik werden Mitarbeiter*innen ermutigt, neue Fähigkeiten zu erlernen und sich weiterzuentwickeln. Sie erhalten wertvolle Hinweise, wie sie ihre Arbeitsweise optimieren können, was zu persönlichem und beruflichem Wachstum führt.

Stärkung der Mitarbeiterbindung: Wenn Führungskräfte konstruktive Kritik auf eine respektvolle und unterstützende Weise formulieren, fühlen sich Mitarbeiter*innen wertgeschätzt und ernst genommen. Dies stärkt die Bindung zum Arbeitgeber und fördert ein positives Arbeitsklima.

Förderung offener Kommunikation: Konstruktive Kritik ermutigt zu einer offenen und ehrlichen Kommunikation zwischen Führungskräften und Mitarbeitern. Durch den Austausch von Feedback entsteht Vertrauen und Transparenz, Probleme werden frühzeitig erkannt und können gelöst werden.

Steigerung der Motivation: Wenn Mitarbeiter*innen konstruktive Kritik erhalten, fühlen Sie sich ernst genommen und wissen, dass ihre Arbeit wertgeschätzt wird. Dies kann die Motivation steigern, dass ihre Bemühungen zur Verbesserung anerkannt werden.

Diese Vorteile zeigen, dass konstruktive Kritik ein wertvolles Instrument ist, um die Leistung, das Lernen und die Zusammenarbeit zu fördern.

1.2. Die Theorie des Kommunikationsquadrats nach Schulz von Thun

Die Theorie des Kommunikationsquadrats nach Schulz von Thun bietet eine hilfreiche Struktur, um konstruktive Kritik zu formulieren. Sie basiert auf der Annahme, dass jede Kommunikation aus vier verschiedenen Ebenen besteht: Sachinhalt, Selbstoffenbarung, Beziehungsebene und Appell.

„Wenn ich als Mensch, wenn ich als Führungskraft etwas von mir gebe, bin ich auf vierfache Weise wirksam. Jede meiner Äußerungen enthält, ob ich will oder nicht, vier Botschaften gleichzeitig." (Schulz von Thun, 2020, S. 33)

1. **Sachinhalt:** Beginnen Sie die konstruktive Kritik, indem sie sich auf den Sachinhalt konzentrieren. Beschreiben Sie objektiv das Verhalten oder die Leistung, die Sie ansprechen möchten. Vermeiden Sie dabei Wertungen oder Vorwürfe und bleiben Sie bei den konkreten Beobachtungen.

2. **Selbstoffenbarung:** Teilen Sie ihre eigenen Gefühle und Gedanken mit, die mit dem Verhalten oder der Leistung in Verbindung stehen. Achten Sie darauf Ich-Botschaften zu verwenden, um ihre persönliche Perspektive zu verdeutlichen. Dadurch zeigen Sie Offenheit und Athenzität.

3. **Beziehungsebene:** Betrachten Sie die Beziehungsebene zwischen ihnen und der Person, die sie kritisieren. Zeigen Sie Wertschätzung und Respekt für die Person und betonen Sie, dass sie an ihrer Weiterentwicklung interessiert sind. Vermeiden Sie, die Kritik persönlich zu machen und konzentrieren Sie sich stattdessen auf das Verhalten oder die Leistung.

4. **Appell:** Formulieren Sie einen konkreten Appell oder Vorschlag, wie die Person ihr Verhalten oder ihre Leistung verbessern kann. Bieten Sie konstruktive Lösungen oder alternative Handlungsmöglichkeiten an, um die Entwicklung zu fördern. Zeigen Sie dabei Verständnis für mögliche Herausforderungen und bieten Sie Unterstützung an.

Wenn diese vier Ebenen berücksichtigt werden, können Sie konstruktive Kritik auf eine Weise formulieren, die die Kommunikation klar, respektvoll und motivierend gestaltet. Es ist wichtig, auf eine ausgewogene Balance zwischen den Ebenen zu achten und individuelle Unterschiede zu berücksichtigen, um eine effektive und positive Rückmeldung zu ermöglichen.

„Ein gutes Gespräch ist eines, bei dem das Eigentliche zum Thema wird, das nämlich, was beiden Gesprächspartnern tatsächlich auf dem Herzen liegt. Und zwar in einer Weise, dass die Sachinhalte und persönlichen Meinungen deutlich werden, die Beziehung der beiden zueinander keinen Schaden nimmt, womöglich verbessert wird, und am Ende klar ist, was zu tun ist.“ (Schulz von Thun, 2020, S.107)

1.3. Beispiel zu konstruktiver Kritik aus der Praxis

Im Kommunikationspsychologischen Bild der Schnäbel heißt das nach Auffassung von Schulz von Thun: Die Führungskraft kann alle Schnäbel brauchen außer dem Appellschnabel, der die – verfrühte – Suche nach Lösungen einleiten würde, und benutzt vor allem das Sach- und das Selbstkundgabe Ohr mit Hilfe dessen sie sich bemüht, den Standpunkt des Mitarbeiters zu verstehen: (Schulz von Thun, 2020, S.114)

Für mich als Führungskraft bedeutet das, den Sachinhalt darzulegen und dabei empathisch auf die Person zuzugehen, um zu verstehen, wie ihr Standpunkt ist.

Beispiel:

Führungskraft: "Ich habe das Gefühl, dass dir die Anzahl der Bewohner, die ich dir gesteckt habe für die Grundpflege zu viel wird. Wir arbeiten jetzt schon seit vier Tagen gemeinsam im Frühdienst und mir ist aufgefallen, dass du nicht auf dem Telefon erreichbar bist, wenn ich dich anrufe. Auch ist mir aufgefallen anhand deiner Mimik das dich etwas bedrückt. Bitte versteh mich nicht falsch, aber ich möchte nicht, dass du dich überlastest oder dich nicht traust etwas zu sagen, Wie siehst du das denn?"

Aktiv zuhören

Um die Sichtweise des Mitarbeiters zu verstehen ist Aktives Zuhören wichtig. Die Führungskraft äußert sich in dieser Phase des Gespräches erst nachdem der Mitarbeiter sich geäußert hat. Sie hört aufmerksam und aktiv zu und vermittelt anhand ihrer Mimik Offenheit und Vertrauen.

Beispiel:

Pflegehilfskraft:"Das ist richtig. Mir fällt es schwer einen Anfang und ein Ende meiner Aufgaben zu finden. Ich werde ständig gestört im Arbeitsablauf. Nicht nur du versuchst mich anzurufen, sondern auch die Kolleginnen. Sie fragen, ob ich behilflich sein kann beim

Transfer, beim Bett beziehen, beim Duschen. Wie soll ich da meine Arbeit erledigen können? Mir wurde nie gesagt bei welchem Bewohner ich am besten zuerst anfange und welche Bewohner ich am Ende pflegen kann. Ich habe keinen konkreten Ablauf erhalten."

Beispiel:

Führungskraft: "Habe ich das richtig verstanden, dass du keine richtige Einarbeitung hattest? Du siehst die Situation, so dass du keine Struktur in deinem Ablauf hast und auch keinen konkreten Ablauf gezeigt bekommen hast? Du kannst deiner eigentlichen Arbeit zeitlich nicht gerecht werden, weil auch andere Kollegen dich ständig um Hilfe bitten?"

Pflegehilfskraft:"Ja, ich empfinde das so. Eine richtige Einarbeitung hatte ich nicht. Bitte versteh mich nicht falsch. Ich mache meine Arbeit sehr gerne und gewissenhaft. Das kann ich aber nur wenn ich nicht gestört werde. Ich möchte doch nur das die Bewohner sich wohlfühlen, verstehst du was ich meine?"

Führungskraft:"Ja ich verstehe dich. Ich weiß auch das du sehr gewissenhaft arbeitest. Die Ursache liegt meines Erachtens darin das man dir keine richtige Einarbeitung ermöglicht hat oder einen Ablaufplan der Bewohner geschrieben hat. Ich kenne das von mir selbst zugut. Mir ist es auch wichtig Struktur im Ablauf zu haben. Wenn die Kollegen deine Hilfe benötigen für was auch immer, du dich aber in diesem Moment gestört fühlst, weil du deine Arbeit nicht beenden kannst oder den Bewohner gerade nicht mal eben stehen lassen kannst, dann darfst du das auch dem Kollegen so sagen. Das werden die dann auch verstehen."

Wenn beide Sichtweisen wie in diesem Beispiel sichtbar sind, ist es möglich den nächsten Schritt zu gehen.

Lösungsvereinbarung

Beispiel:

Führungskraft:"Ich fasse nochmal unser Gespräch zusammen. Ich habe mein Gefühl geäußert, dass du zeitlich mit deiner Anzahl von Grundpflegen nicht fertig wirst und du telefonisch nicht erreichbar bist, wenn ich dich anrufe. Du selbst sagst, dass das stimmt und du nicht weißt, wo du am besten beginnen sollst, weil du auch keine richtige

Einarbeitung hattest. Du hättest gerne einen Ablaufplan gehabt. Was können wir angesichts dieser Situation tun?"

Pflegehilfskraft: "Wenn es dir nichts ausmacht, würde ich mir wünschen einen Ablaufplan von dir morgens zu bekommen."

Führungskraft: "Das mache ich gerne. Ich schlage vor, dass wir morgen früh gemeinsam die Bewohner auf deiner Liste kurz besprechen, bevor du beginnst. Ich schreibe dir einen Ablaufplan auf dem erkennbar ist bei wem du am besten beginnen kannst mit der Grundpflege. Ist das in Ordnung für dich?"

Pflegehilfskraft: "Wenn es keine Umstände für dich macht, nehme ich deine Lösung gerne an. Ab sofort achte ich auf mein Telefon und gehe auch ran, wenn ich sehe das du anrufst."

Führungskraft: "Das ist mir auch wichtig und ich erkläre dir auch warum. Manchmal ergeben sich neue Informationen oder Situationen bei den Bewohnern, die auch für dich wichtig sind zu wissen. Zum Beispiel ein Angehöriger ruft mich an und teilt mir mit seiner Mutter oder Vater um 09:00 Uhr gerne abholen zu holen und in den Park gehen möchte. Diese Information ist für dich dann wichtig damit du deinen Ablauf frühzeitig ändern kannst damit der Bewohner dann auch abholbereit ist. Oder, wenn ich einen Notfall habe und deine Hilfe gerade benötige, weil ein Bewohner als Beispiel gestürzt ist."

Pflegehilfskraft: "Das war mir so nicht bewusst, aber du hast natürlich Recht. Ich habe das Gefühl das ich mit dir offen reden kann und werde dann beim nächsten Anruf richtig reagieren."

Führungskraft: "Dann las uns diese Offenheit doch bitte beibehalten. Wenn dich etwas bedrückt oder du nicht weiter weißt auch im Umgang mit den anderen Kollegen, sprich mich bitte an und wir finden eine Lösung. "

Pflegehilfskraft: "Das mache ich. Danke für das gute Gespräch."

Gespräch reflektieren

Die Führungskraft und die Hilfskraft reflektieren nach ein paar Tagen ihr Gespräch. Das muss nicht immer sein. War es ein längeres Gespräch aus dem noch Fragen oder Unsicherheiten offen blieben empfiehlt es sich unbedingt das Gespräch zu reflektieren um die offenen Fragen beantworten zu können.

War es ein eher kurzes Gespräch wie in diesem Beispiel kann man das Gespräch kurz reflektieren, um gemeinsam zu schauen, ob sich die Situation geändert hat nach dem Gespräch oder ob sie ihre Leistung verbessern konnte. Ist sie erreichbar, wenn ich sie anrufe? Wie kommt sie mit den anderen Mitarbeitern zurecht ? Gibt es noch etwas das ihr auf dem Herzen liegt? Die Führungskraft und die Hilfskaft fördern zugleich die Beziehung zueinander.

Nach Schulz von Thun ist jedes Mitarbeitergespräch für beide eine Chance zur Verbesserung von Arbeitsabläufen und zur Erhöhung der Effizienz, zugleich jedoch auch ein Mittel zur Förderung der Beziehung und zur Verbesserung des eigenen Gesprächsverhaltens. (vgl. Schulz von Thun, 2020, S. 121)

2. Kritik konstruktiv formulieren

Das Formulieren konstruktiver Kritik als Führungskraft erfordert Fingerspitzengefühl und eine klare, respektvolle Kommunikation. Hier sind einige Schritte und Tipps, wie Sie konstruktive Kritik effektiv formulieren können:

2.1. Wortwahl

- Vermeiden Sie im Gespräch „man" zu sagen. Das ist nicht professionell.
- Vermeiden sie im Satz das Wort „eigentlich" zu nennen. Das wirkt unschlüssig.
- Vermeiden Sie Bewertungen „normal" oder „logisch".
- Vermeiden Sie das Generalisieren, oder Verallgemeinern mit den Worten „immer" „nie".

2.2. Tipps

- Kritisieren sie als Führungskraft nicht vor Dritten.
- Weniger ist mehr, kommen Sie schnell auf den Punkt.
- Behandeln sie den Mitarbeiter*in nicht wie ein Kind, Es ist ein erwachsener Mensch.
- Vereinbaren sie die nächsten Schritte

.

2.3. Innere Haltung

- Kritisieren Sie in der Ich-Form.
- Statt zu sagen „Deine Arbeit ist schlecht." Sagen Sie „Ich sehe Potenzial für Verbesserungen in deiner Arbeit.
- Statt: „Du bist immer unpünktlich." Sagen Sie: „Ich habe bemerkt, du in letzter Zeit öfter später kommst.
- Statt zu sagen: „Du bist zu nachlässig." Sagen Sie: „Ich habe festgestellt, dass du manchmal Details übersehen hast."

Es ist wichtig konkrete Beobachtungen anzusprechen und dabei auf eine respektvolle und lösungsorientierte Art und Weise zu kommunizieren. Indem wir auf das Verhalten oder die Leistung eingehen und gleichzeitig Unterstützung anbieten, können wir unsere Mitarbeiter*innen dazu ermutigen, sich weiterzuentwickeln und ihre Fähigkeiten zu verbessern.

3. Fazit

Konstruktive Kritik ist eine gute Kommunikationsmöglichkeit um dem/der Mitarbeiter*in wertschätzend und vertrauensvoll gegenüberzutreten. Kritik wird oft falsch angenommen oder auch falsch verstanden. Mitarbeiter*innen die Kritik aus dem Weg gehen oder falsch verstehen, müssen an ihrer Selbstreflexion arbeiten, um auch die andere Sichtweise zu hinterfragen oder sich selbst in sein Gegenüber hineinversetzen.

Empathie oder auch anders gesagt das Hineinversetzen in sein Gegenüber liegt vielen nicht oder es ist erst gar nicht vorhanden. Für mich als Führungskraft ist es wichtig, dass die Mitarbeiter*innen mir gegenüber Vertrauen fassen und offen zu mir sind.

Wenn ich als Führungskraft es nicht schaffe das, was mich stört oder mir auffällt dem/der Mitarbeiter*in zu sagen, kann ich auch keine Reaktion oder Veränderung erwarten. Wenn ich mich als Führungskraft nicht sichtbar mache, kann ich auch nicht gesehen werden.

Die Kommunikation in der Altenpflege ist bei weitem noch nicht dort angekommen, wo sie sein sollte. Nach wie vor wird nicht richtig zugehört, falsche Infos werden weitergegeben oder man erfährt erst gar nicht das, was eigentlich wichtig wäre. Ich mache mir oft Gedanken darüber, woran es liegen könnte, aber eine andere Richtung einzuschlagen ist schwer.

Es wird selten darüber kommuniziert welche Gefühle, Gedanken, Erwartungen die Mitarbeiter*innen haben, da viele sich nicht trauen ihren Mund aufzumachen oder deshalb nichts sagen, weil sie wissen das sich nichts ändern wird oder sie selbst nichts ändern können. Zeigt man ihnen dann Offenheit und Vertrauen und sie vertrauen sich an, werden sie meistens enttäuscht, weil der Heimleitung die Hände gebunden sind an der Situation etwas zu ändern.

Sätze wie: „Das wird schon immer so gemacht" oder „Wir reden ein anderes Mal" höre ich hin und wieder von älteren Mitarbeitern in der Führung. Diese gehen auch hin und wieder noch über das Maß hinaus, weil sie genau wissen, dass manche/r Mitarbeiter*in schüchtern ist und sich nicht traut auch was zu sagen. Dabei ist die Pflege so stark und mächtig und könnte vieles vorantreiben, als Gemeinschaft, als Teil eines Teams.

Literaturverzeichnis

Dr. Mercedes Stiller, Frank von Pablocki: Führen in der Altenhilfe, Werkzeugkoffer für die Wohnbereichsleitung, (2019), Vincentz Network, Hannover, 2019

Schulz von Thun: Miteinander Reden: Kommunikationspsychologie für Führungskräfte (2020), 21.Auflage Reinbek bei Hamburg Rowohlt Taschenbuch Verlag, 2000

Trude Trunk.: Paul Watzlawick Man kann nicht nicht kommunizieren. – 1. Nachdruck 2020 der 2. Auflage 2016– Bern: Hogrefe Verlagsgruppe,2016

Wingchen Jürgen: Kommunikation und Gesprächsführung für Pflegeberufe (2014) 3. Aktualisierte Auflage – Hannover Schlütersche Verlagsgesellschaft 2014

BEI GRIN MACHT SICH IHR WISSEN BEZAHLT

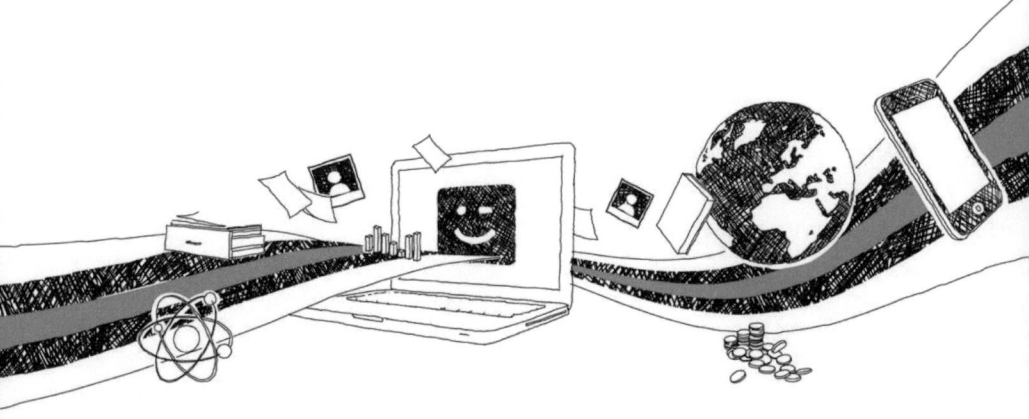

- Wir veröffentlichen Ihre Hausarbeit, Bachelor- und Masterarbeit

- Ihr eigenes eBook und Buch - weltweit in allen wichtigen Shops

- Verdienen Sie an jedem Verkauf

Jetzt bei www.GRIN.com hochladen und kostenlos publizieren

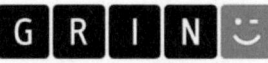